LE SURNATUREL ET LA SCIENCE

LES EXTASES

DE

SAINTE TÉRÈSE

PAR

LE DOCTEUR A. GOIX

EXTRAIT DES *Annales de philosophie chrétienne.*

PARIS

A. ROGER ET F. CHERNOVIZ, ÉDITEURS

7, RUE DES GRANDS-AUGUSTINS, 7

1896

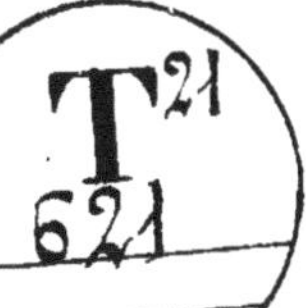

LE SURNATUREL ET LA SCIENCE

LES EXTASES

DE

SAINTE TÉRÈSE

LE SURNATUREL ET LA SCIENCE

LES EXTASES

DE

SAINTE TÉRÈSE

PAR

LE DOCTEUR A. GOIX

Extrait des *Annales de philosophie chrétienne.*

PARIS

A. ROGER ET F. CHERNOVIZ, ÉDITEURS

7, RUE DES GRANDS-AUGUSTINS, 7

1896

LES

EXTASES DE SAINTE TÉRÈSE

La psychologie expérimentale a pris de nos jours une grande importance ; et les divers états psychiques observés soit pendant la veille, soit pendant le sommeil normal et surtout hypnotique, ont fait et font encore l'objet de nombreuses recherches.

Aussi n'est-ce pas sans quelque surprise que l'on voit presque entièrement négliger les phénomènes si curieux décrits depuis longtemps par les auteurs mystiques, sous les noms de quiétude, de sommeil spirituel, d'union, d'extase, etc.

Sans doute les philosophes et les médecins parlent de ces phénomènes et en donnent une interprétation. Mais ni les uns ni les autres ne s'attachent à les décrire, oubliant qu'avant d'interpréter un fait et d'en rechercher la nature ou la cause, il faut tout d'abord le bien observer, le décrire en détails, l'analyser avec soin.

Mon but, en cette étude, est de réparer cet oubli. Je n'ai pas l'intention de faire l'histoire de l'extase en général, mais de donner seulement l'observation complète et détaillée d'une extatique. Le simple exposé des faits suffit bien souvent pour dissiper les malentendus et les erreurs.

Entre toutes les extatiques, Ste Térèse mérite la préférence, d'abord parce qu'il n'y a guère d'articles sur l'extase où son nom ne soit cité et son témoignage invoqué ; ensuite, parce qu'elle décrit admirablement ses extases et qu'elle n'avance rien dont elle n'ait une grande expérience.

Sa véracité n'est mise en doute par personne. La description qu'elle donne de ses extases est la meilleure et la plus sûre preuve qu'elle a réellement éprouvé les phénomènes dont elle parle. On n'invente pas une telle description.

« L'autobiographie de Ste Térèse, écrit un philosophe » contemporain[1], peut nous inspirer pleine confiance. C'est » une confession faite par ordre du pouvoir spirituel, c'est » l'œuvre d'un esprit très délicat, très habile à observer, » sachant manier sa langue pour exprimer les plus fines » nuances ».

I

LE RÉCIT DE SAINTE TÉRÈSE.

C'est en 1558, à l'âge de 43 ans, que Ste Térèse eut sa première extase[2]. Elle habitait alors Avila, en Espagne ; et elle était religieuse carmélite au monastère de l'Incarnation, où elle avait fait profession le 3 novembre 1534.

De 1558 à 1582, époque de sa mort, pendant près d'un quart de siècle, elle a de fréquentes extases ; mais leur retour ne présente ni régularité ni périodicité.

Si l'extase survient parfois, surtout au début, à la suite d'une longue oraison mentale, il est cependant plus ordinaire de la voir apparaître brusquement, tout à coup, pendant la récitation du chapelet, pendant une lecture, souvent même alors que Ste Térèse y pense le moins[3].

La première extase eut lieu pendant la récitation du *Veni Creator*[4].

1. — *Première période de l'extase ; le plus haut degré du ravissement.*

Prévenant toute pensée et toute préparation, le ravissement la prend avec une impétuosité si soudaine et si forte qu'elle sent, suivant sa propre comparaison, comme un aigle divin qui la saisit et l'enlève[5]. Cette sensation compa-

1. Ribot, *Psychol. de l'attention*, Paris, 1889, ch. III, p. 143.
2. *Vie de Ste Térèse écrite par elle-même*, ch. XXIV. — Je cite partout la traduction de R. P. Bouix.
3. Cf. Vie, ch. XVIII et XXXVIII.
4. Vie, ch. XXIV.
5. Vie, ch. XX.

rable à celle qu'on éprouve en se sentant élevé dans l'air, Ste Térèse, l'appelle « mouvement extatique [1] ».

« Mais, observe-t-elle, comme vous ne savez où vous » allez, la faible nature éprouve à ce mouvement, si déli- » cieux d'ailleurs, je ne sais quel effroi dans les commen- » cements [2] ».

« Très souvent, en particulier, mais surtout quand j'é- » tais en public, j'ai essayé de toutes mes forces de résis- » ter. Parfois, je pouvais opposer quelque résistance ; mais » comme c'était en quelque sorte lutter contre un fort » géant, je demeurais brisée et accablée de lassitude. » D'autres fois tous mes efforts étaient vains ; mon âme » était enlevée, ma tête suivait presque toujours ce mou- » vement sans que je pusse la retenir, et quelquefois tout » mon corps était enlevé de telle sorte qu'il ne touchait » plus à terre [3] ».

C'est ce qui arriva, par exemple, au couvent de Saint-Joseph d'Avila, en présence et à la vue de toutes les religieuses, un jour que Ste Térèse était au chœur, prête à communier. « Le sentiment, observe-t-elle, ne se perd pas ; » pour moi, du moins, je le conservais de telle sorte que » je pouvais voir que j'étais élevée de terre [4] ».

Elle demeure habituellement immobile, debout ou assise, les mains ouvertes ou fermées, dans l'attitude où l'extase l'a surprise [5]. La tête levée vers le ciel, la face rayonnante de joie [6], elle éprouve alors, suivant ses propres expressions, « une suavité et un plaisir inexprimables [7] ».

Elle sent qu'elle jouit d'un bien qui enferme en lui seul tous les biens, mais dont la nature reste incompréhensible pour elle. Elle s'emploie tout entière à contempler et à aimer Dieu. Elle se voit près de Dieu ; elle a de la présence divine une connaissance vraiment intuitive.

1. Vie, ch. XXIV.
2. Vie, ch. XX.
3. Vie, ch. XX.
4. Vie, ch. XX.
5. Vie, ch. XX.
6. Vie, ch. XVIII.
7. Vie, ch. XVIII et ch. XX.

La connaissance intuitive de la présence de Dieu est exclusivement propre à l'extase. Dans le martyre d'amour qui fut, longtemps après l'extase, l'état mystique habituel de Ste Térèse, « Dieu, dit-elle, me semble alors très éloigné de » l'âme [1] ».

Dans les états antérieurs à l'extase, comme la quiétude et l'union, elle n'avait pas non plus l'intuition de la présence divine. Elle la connaissait seulement par induction et à titre de cause de la joie céleste qu'elle goûtait alors au plus intime d'elle-même. « Ce grand Dieu, dit-elle, veut que l'âme » *comprenne* qu'il est près d'elle... et nous révéler les » *effets* de sa divine présence [2] ».

Dans l'extase, au contraire, il y a intuition de la présence de Dieu. « *L'âme se voit près de Dieu*, et il lui en reste » une certitude si ferme qu'elle ne peut concevoir le moin- » dre doute sur la vérité d'une telle faveur [3] ».

« Au commencement, ajoute-t-elle, j'étais dans une telle » ignorance que je ne savais pas que Dieu fût dans tous les » êtres. Mais comme, durant cette oraison, *je le trouvais* » *si présent à mon âme*, comme *la vue que j'avais de sa* » *présence me semblait si claire*, il m'était impossible d'en » douter. Des gens qui n'étaient pas doctes me disaient » qu'il s'y trouvait seulement par sa grâce. Persuadée du » contraire, je ne pouvais me rendre à leur sentiment, et » j'en avais de la peine. Un très savant théologien de l'ordre » du glorieux S. Dominique me tira de ce doute ; il me dit » que Dieu était réellement présent dans tous les êtres, et » il m'expliqua de quelle manière il se communique à nous, » ce qui me remplit de la plus vive consolation [4] ».

Absorbée par cette intuition de la présence divine et par le bonheur qui l'accompagne, Ste Térèse ne peut plus s'occuper d'autre chose. « Quand toutes les puissances » sont ainsi pleinement unies à Dieu, l'âme ne pourrait, » quand même elle le voudrait, s'occuper d'autre chose et,

1. Vie, ch. XX.
2. Vie, ch. XIV.
3. Vie, ch. XVIII.
4. Vie, ch. XVIII.

» si elle en était capable, cette union parfaite n'existerait » pas[1] ».

Dans l'état d'union, agitée des plus doux transports, hors d'elle-même, Ste Térèse faisait souvent des vers pleins de sentiment.

Dans l'extase, au contraire, elle ne peut même pas manifester l'excès de son bonheur[2]. C'est dans l'état d'union, et non dans l'état d'extase, qu'elle composa la célèbre glose : *Qui muero porque no muero*. Je me meurs de ne point mourir[3].

Pendant l'extase, elle est absolument incapable de parler et de manifester extérieurement ce qu'elle éprouve. Cette immobilité s'observe aussi dans l'oraison de quiétude ou de recueillement. Mais alors elle est voulue: Ste Térèse « n'ose ni remuer ni changer de place, il lui semble que » son bonheur va lui échapper ; quelquefois même elle » voudrait ne pas respirer[4] ».

Dans l'extase, cette crainte n'existe pas; et Ste Térèse demeure immobile, parce qu'elle est absolument incapable de se porter vers un autre être que Dieu. Récitait-elle quelques prières vocales, elle ne le peut plus. Méditait-elle auparavant sur quelque vérité religieuse, tout s'efface de sa mémoire, comme si elle n'y avait jamais pensé. Lisait-elle, elle perd tout souvenir de sa lecture et ne peut plus y fixer l'esprit. L'imagination également ravie ne se porte plus vers aucun objet étranger[5].

En un mot, rien de créé ne peut fixer son attention ; le divin seul captive entièrement son esprit et son cœur.

L'extase, en effet, « n'est pas comme un évanouissement » dans lequel on est privé de toute connaissance tant intérieure qu'extérieure. Ce que j'ai remarqué en cette sorte » de ravissement, c'est que l'âme n'a jamais plus de lumière qu'alors pour comprendre les choses de Dieu[6] ».

1. Vie, ch. XVIII.
2. Vie, ch. XVIII.
3. Vie, ch. XVI.
4. Vie, ch. XV.
5. Vie, ch. XVIII.
6. *Château intérieur*, Ve demeure, ch. IV.

— « On a fermé la porte au sens afin que l'âme pût jouir » plus parfaitement de son Dieu. Là restée seule avec son » Dieu, qu'a-t-elle à faire sinon de l'aimer [1] ? »

Oubli complet de soi, oubli complet de tout le créé, unique connaissance et unique amour de Dieu seul, tels sont les caractères de la première période de l'extase, période que Ste Térèse appelle « état d'extase complète [2] », « le plus haut degré du ravissement [3] », ou encore « la transformation totale de l'âme en Dieu [4] ».

L'état d'extase complète est toujours de très courte durée. C'est beaucoup quand il va jusqu'à une demi-heure, et je ne crois pas, dit la Sainte, qu'il m'ait jamais tant duré [5].

Cet état est suivi de ce qu'elle nomme la « seconde période [6] » de l'extase.

2. — *Seconde période de l'extase ; visions et révélations.*

Extérieurement et pour l'observateur, la seconde période ne diffère pas ou presque pas de la première. L'attitude reste la même : Ste Térèse ne peut remuer les membres ni faire le moindre mouvement sans un très pénible effort. Elle entend, mais c'est comme un son confus qui viendrait de loin ; elle saisit le son de la voix, mais non des paroles distinctes. C'est en vain qu'elle essaierait elle-même de parler ; elle ne saurait ni former ni prononcer une parole. Elle est incapable de lire, en eût-elle le désir ; elle aperçoit bien des lettres, mais elle ne peut ni les reconnaître ni les assembler.

En un mot, elle n'est plus, comme à l'état d'extase complète, absolument incapable de se porter vers un objet autre que Dieu. Elle peut entendre, voir et sentir les créatures, mais à la condition de se faire une extrême violence [7].

1. Vie, ch. XIX.
2. Vie, ch. XVIII.
3. Vie, ch. XXV.
4. Vie, ch. XX.
5. Vie, ch. XVIII.
6. Vie, ch. XXV.
7. Cf. Vie, ch. XVIII, XIX et XX.

L'imagination, la mémoire et l'entendement reprennent en partie leur activité naturelle. Ste Térèse s'occupe le plus souvent alors, soit à tâcher de comprendre ce qui s'est passé en elle pendant l'état d'extase complète, soit à se répandre en louanges de Dieu, dont elle est comme enivrée [1].

Le plaisir et le bonheur ineffables de la première période persistent pendant la seconde période. Enfin, fait important à noter, « c'est seulement dans cette seconde période » de l'extase que l'âme entend les paroles divines et reçoit » les visions [2] ».

Les paroles et les visions constituent un des caractères essentiels de la seconde période. « Je suis persuadée que » si l'âme, dans les ravissements qu'elle croit avoir, n'entend point de ces secrets du ciel, ce ne sont point des ravissements véritables, mais des effets de la faible complexion des femmes, qui, après avoir fait de grands efforts » d'esprit, tombent dans une défaillance qui suspend l'usage de leurs sens. Or cela n'a rien de commun avec un » véritable ravissement ; car, lorsque c'en est un, je tiens » pour certain que Notre-Seigneur attire toute l'âme à lui, » et que, la traitant comme son épouse, il lui fait voir une » petite partie du royaume qu'il a acquis ; et pour peu » qu'un Dieu si grand se révèle, elle voit d'admirables » choses [3] ».

La seconde période de l'extase peut être très courte, comme l'état d'extase complète ; et alors l'extase ne dure qu'un instant, qu'un clin d'œil [4].

Quand elle est plus longue et qu'elle dure une heure [5], deux heures [6] ou quelques heures au plus [7], les deux périodes décrites alternent plusieurs fois l'une avec l'autre ; et c'est grâce à ces alternatives que l'extase se maintient aussi longtemps [8].

1. Vie, ch. XX.
2. Vie, ch. XXV.
3. *Château intérieur*, VIe demeure, ch. IV.
4. Vie, ch. XXII et XXIV.
5. Vie, ch. XXXVIII.
6. Vie, ch. XXXIX.
7. Vie, ch. XVIII.
8. Vie, ch. XVIII.

Quelle que soit la durée de l'extase, jamais elle ne nuit à la santé. Bien au contraire, « je ne me souviens pas d'avoir » reçu une telle faveur, même au plus fort de mes mala- » dies, sans en éprouver un mieux sensible [1] ».

3. — *Suites de l'extase* ; *le changement d'âme* ; *les souffrances et les persécutions.*

L'état que Ste Térèse désigne sous les noms d'extase et de ravissement, ne se manifeste pas seulement par les deux périodes qui viennent d'être décrites. Il présente encore une troisième période, période que la Sainte appelle « changement d'âme [2] » et dont voici les caractères.

« Depuis le jour où Dieu, en un instant (car cela ne dura » pas, ce me semble, davantage), changea entièrement mon » cœur, ma résolution de renoncer à tout pour l'amour de lui » fut inébranlable [3] ». — Plaisirs, honneurs, richesses, rien ne peut la satisfaire. « Ce bas-monde tout entier ne lui » inspire plus qu'un invincible dégoût [4] ». — « Elle a soif » de jouir en Dieu de la véritable vie et *l'absence de Dieu* » *se fait vraiment sentir à son âme* [5] ».

« Je sais très bien et j'ai vu par expérience qu'un ravis- » sement d'une heure, d'une durée même plus courte, » suffit, quand il vient de Dieu, pour donner à l'âme un » souverain domaine sur toutes les créatures, et une liber- » té telle qu'elle ne se connaît plus elle-même [6] ». — « Dès » ce moment, loin de trouver le moindre danger dans les » occasions et auprès des personnes qui me nuisaient aupa- » ravant, j'y rencontrais un véritable profit : tout me ser- » vait de moyen pour mieux connaître Dieu et l'aimer » plus que jamais, pour voir combien je lui étais redeva- » ble et pour gémir de ma vie passée ». — « Dieu se plaît, » en peu de temps et sans aucun effort de notre part, à

1. Vie, ch. XVIII.
2. Vie, ch. XX.
3. Vie, ch. XXV.
4. Vie, ch. XXI
5. Vie, ch. XXI.
6. Vie, ch. XX.

» exercer son action souveraine. Il détache sans retour » l'âme de cette terre et lui en donne l'empire [1] ».

L'extase est un moyen rapide d'arriver à la perfection, mais ce moyen n'est pas indispensable. L'extase n'est nullement nécessaire aux rapports, même les plus intimes, entre Dieu et l'homme. « Avec l'aide du Seigneur et en sui- » vant la route tracée par ceux qui ont écrit de l'oraison, on » pourra, dit Ste Térèse, arriver à la perfection et à un no- » table détachement ; mais ce ne sera qu'en plusieurs an- » nées et avec beaucoup de travail. Au lieu qu'ici, Dieu » se plaît, en peu de temps et sans aucun effort de notre » part, à exercer son action souveraine [2] ».

En un mot, le « changement d'âme » consiste essentiellement dans ce fait que l'âme arrive rapidement, *en peu de temps et sans aucun effort*, à ne jamais chercher quelque satisfaction en dehors du service de Dieu. La pensée de la gloire de Dieu occupe la première place ; c'est elle qui inspire les jugements, dicte les affections, dirige les actions de Ste Térèse. Il y a transformation complète de ses idées, de ses sentiments et de sa conduite : elle voit, aime et recherche Dieu en tout, et tout pour Dieu.

Lorsque les œuvres n'ont pas encore manifesté et rendu sensible pour tous cette transformation, on n'ajoute point foi, remarque Ste Térèse, « au changement d'une âme qui » reçoit ces faveurs. On avait été témoin de sa faiblesse et » tout à coup on la voit prétendre à ce qu'il y a de plus hé- » roïque, ne plus se contenter de servir Dieu d'une manière » vulgaire, mais aspirer à le glorifier de toute l'étendue de » ses forces. Cet héroïsme de sentiments, on le traite de » tentation et de folie ». — « Et alors les persécutions » tombent sur elle comme les gouttes d'une pluie d'orage. » On l'accuse de peu d'humilité ; elle prétend, dit-on, ins- » truire ceux de qui elle devrait apprendre [3] ».

Ces persécutions et ces souffrances constituent l'un des plus importants signes *a posteriori* de l'extase. D'après Ste

1. Vie, ch. XXI.
2. Vie, ch. XXI.
3. Vie, ch. XX.

Térèse, les souffrances, les persécutions, les calomnies, les infirmités doivent bien rarement manquer à ceux qui s'élèvent à cet état [1].

De fait elles ne lui manquèrent pas. L'histoire de sa *Vie*, celle de ses *Fondations*, ses *Lettres* et le témoignage de ses contemporains en fournissent la preuve irrécusable. La manière dont elle les accepte et les supporte fait éclater au grand jour le « changement d'âme » produit en elle par l'extase.

C'est dans l'extase qu'elle prend l'idée de l'œuvre principale de sa vie, la Réforme du Carmel. « Je ne cessais, écrit-elle, de soupirer après un nouveau genre de vie où je » pusse faire pénitence de mes péchés, et me rendre tant » soit peu digne de cette gloire du ciel qui m'avait été mon- » trée [2].

C'est dans l'extase qu'elle trouve la force de réaliser cette idée ; et la Réforme de Ste Térèse, encore debout trois siècles après sa mort, est comme un témoin vivant du « changement d'âme » produit en elle par l'extase.

Le « changement d'âme » fait essentiellement partie de l'extase. Son absence suffit pour émettre des doutes sur l'origine divine du ravissement. « Ce sont là les effets que » produisent dans l'âme ces ravissements, quand ils sont » véritables. S'ils ne les produisaient pas et si l'âme n'en » tirait pas ces précieux avantages, non seulement je dou- » terais beaucoup que ces transports vinssent de Dieu, mais » je craindrais que ce ne fussent plutôt de ces faux ravisse- » ments dont parle S. Vincent Ferrièr [3] ».

4. — *L'extase est tout à la fois consciente et involontaire.*

Il reste à signaler deux caractères de la plus haute importance : l'extase de Ste Térèse est tout à la fois consciente et involontaire.

Elle est absolument indépendante de sa volonté. Ste Térèse « voit à la clarté même de l'évidence qu'elle n'a donné

1. Vie, ch. XIX.
2. Vie, ch. XXXII.
3. Vie, ch. XX.

» aucun concours à une faveur si excessive et si grandiose, » et qu'elle n'a rien pu faire ni pour l'attirer ni pour la re- » tenir [1] ».

Il n'est jamais en son pouvoir de produire à volonté l'extase. « Il est, dit-elle, plus difficile à l'homme d'entrer vo- » lontairement en extase qu'à un crapaud de voler [2] ».

L'extase est donc involontaire dans son origine ; mais elle n'anéantit ni la volonté ni la conscience de Ste Térèse, alors même qu'il y a lévitation. « Le sentiment ne se perd » pas ; pour moi, du moins, je le conservais de telle sorte » que je pouvais voir que j'étais élevée de terre [3] ».

L'extase ne supprime pas toute opération volontaire : Ste Térèse peut aller communier en cet état. Un jour, écrit-elle, « à peine arrivée à l'église, j'entrai dans un grand ra- » vissement. Le ciel s'ouvrit à mes yeux dans toute son » étendue ; j'aperçus un trône où, sans rien voir, et par » une connaissance qui ne se peut exprimer, je compris que » résidait la Divinité... Le bonheur céleste dont je me sen- » tis inondée ne se peut exprimer ; c'est quelque chose d'i- » neffable : et, à moins de l'avoir senti, on ne peut s'en for- » mer aucune idée. Je compris que tout le bien qu'on peut » souhaiter se rencontrait là..... A partir de cette époque, » j'étais remplie de honte à la seule pensée que je fusse » encore capable, je ne dis pas de m'affectionner, mais de » m'arrêter même à quelque chose de créé ; le monde ne » me paraissant qu'une fourmilière. J'assistai à la messe et » je *communiai*... Tout ce temps me parut très court, et je » fus extrêmement surprise de voir, quand l'horloge sonna, » que j'avais été deux heures dans ce ravissement et dans » cette gloire [4] ».

Pendant l'extase, Ste Térèse voit et a conscience de voir par ses propres facultés ; c'est elle et non une autre qui saisit directement la présence de Dieu, qui connaît les visions et les révélations, qui aime et qui recherche Dieu seul.

1. Vie, ch. XIX.
2. Vie, ch. XXII.
3. Vie, ch. XX.
4. Vie, ch. XXXIX.

Après l'extase, elle conserve un souvenir exact et complet de tout ce qu'elle a éprouvé et de tout ce qu'elle a fait en cet état. Sa description de l'extase en est la preuve péremptoire.

En un mot, Ste Térèse reste alors ce qu'elle est : l'extase n'anéantit pas sa volonté ; elle ne change pas sa personnalité.

II

LA NATURE DES EXTASES DE SAINTE TÉRÈSE.

Il résulte du récit de Ste Térèse que l'extase n'est pas un simple phénomène, mais un état, c'est-à-dire un ensemble de phénomènes évoluant dans un ordre déterminé et toujours le même.

Cet état ne consiste pas dans une simple privation momentanée de l'exercice des sens avec impossibilité de les mettre en activité. Il ne consiste pas davantage dans une vision religieuse quelconque accompagnant la suspension des sens et des mouvements volontaires.

Pour qu'il y ait extase, au sens que Ste Térèse donne à ce mot, il faut que la contemplation soit purement spirituelle, que l'objet direct de la connaissance soit la présence même de Dieu, et que cette contemplation soit suivie de rapides progrès dans la vertu.

Les phénomènes essentiels de l'extase de Ste Térèse sont, d'une part, l'intuition ou connaissance claire et immédiate de la présence de Dieu avec l'amour ineffable et les révélations qui l'accompagnent nécessairement ; et, d'autre part, le « changement d'âme », changement qui suit rapidement et spontanément l'intuition de la présence divine et que manifestent aux yeux de tous la patience dans les persécutions et les souffrances, ainsi que le zèle ardent et éclairé pour le service de Dieu et de l'Eglise.

Quant à l'inertie des sens externes et internes, ainsi qu'à la suspension des mouvements volontaires, ce sont des phénomènes plus apparents que réels. Aucune faculté de Ste Térèse n'est véritablement paralysée pendant l'extase. Absorbée par la présence de Dieu, Ste Térèse ne sent plus, ne connaît plus, n'aime plus que Dieu. Toute occupation étrangère lui devient impossible ; et c'est là ce qui explique les phénomènes apparents pour l'observateur.

Mais, dans la réalité, il n'y a, chez elle, pendant l'extase, ni impossibilité des mouvements volontaires ni suspension complète et absolue des sens. Cela est si vrai qu'étant un jour tombée en extase, pendant la messe, Ste Térèse put cependant marcher pour aller faire la sainte communion[1], c'est-à-dire pour aller s'unir au Dieu de son amour.

Il n'y a pas suspension des facultés, mais concentration des facultés sur Dieu, dont la présence est directement perçue. Tous les sens sont occupés par la jouissance[2], pendant que l'intelligence et la volonté produisent des actes de connaissance et d'amour de Dieu. Et cette élévation de l'âme s'accompagne parfois extérieurement du phénomène de la lévitation, ou enlèvement réel du corps au-dessus du sol.

Tel est l'état que l'illustre Réformatrice du Carmel décrit sous les noms d'*extase*, de *ravissement*, d'*élévation* ou *vol de l'esprit*, de *quatrième degré de l'oraison*.

1. — *Sainte Térèse n'a jamais été hystérique.*

La plupart des auteurs contemporains font des extases de Ste Térèse l'une des manifestations propres à l'hystérie. Lorsqu'on recherche les bases de ce diagnostic, on constate qu'il repose sur une simple hypothèse : l'hystérie de Ste Térèse.

Cette hypothèse, presque tous se contentent de l'affirmer. Deux auteurs seulement ont tenté de l'établir scientifiquement, mais, tout en admettant l'hystérie de Ste Thérèse, l'un et l'autre reconnaissent que les extases de la Réformatrice du Carmel ne sauraient être attribuées à cette névrose, et qu'elles appartiennent à l'ordre des phénomènes surnaturels.

Il n'y a pas de rapport nécessaire entre l'extase et l'hys-

1. Vie, ch. XXXIX.
2. Vie, ch. XVIII.

térie. L'hystérie ne s'accompagne pas toujours d'extase; l'extase s'observe dans d'autres maladies que l'hystérie. D'un autre côté, tous les symptômes présentés par un hystérique ne relèvent pas nécessairement de cette névrose. S'il en était autrement, il faudrait qualifier d'hystérique toute pleurésie, par exemple, observée chez une hystérique.

On n'a pas scientifiquement le droit de conclure *a priori* de l'hystérie d'une personne à la nature hystérique de ses extases. Quelle que soit la vérité sur l'hystérie de Ste Térèse, il suffirait donc de démontrer seulement ici que ses extases se distinguent essentiellement par leurs caractères de l'extase hystérique.

Mais la question préoccupe si vivement les esprits qu'il ne sera pas inutile de l'aborder et de montrer que l'hystérie de Ste Térèse est une hypothèse en contradiction avec les faits.

Ste Térèse n'a jamais été hystérique. Et d'abord, rien ne permet d'affirmer ni même de soupçonner chez elle l'existence des stigmates de l'hystérie : anesthésie, rétrécissement du champ visuel, zones hystérogènes, etc.

De plus, Ste Térèse n'a jamais eu d'attaque d'hystérie. Dans l'un de ses ouvrages [1], elle écrit que « les contente- » ments spirituels étant quelquefois excités en partie par » nos passions, produisent en nous un certain trouble; ils » font pousser des soupirs et des sanglots; ils vont même, » *ainsi que me l'ont assuré quelques personnes*, jusqu'à » resserrer la poitrine, jusqu'à causer des mouvements ex- » térieurs dont on ne peut se défendre, jusqu'à faire cou- » ler le sang par les narines et autres choses semblables » fort pénibles. *N'ayant rien éprouvé de tel, je n'en sau-* » *rais rien dire* ».

Ste Térèse fait évidemment allusion dans ce passage à la crise d'hystérie. Soupirs, sanglots, boule hystérique (resserrement de la poitrine), convulsions (mouvements dont on ne peut se défendre), tout est indiqué; et cette énumération se termine par ces paroles : *N'ayant rien éprouvé de tel, je n'en saurais rien dire.*

1. *Le Château intérieur*, IVe Demeure, ch. II.

Ce témoignage est net et précis : Ste Térèse affirme qu'elle n'a jamais eu d'attaque d'hystérie. Cette affirmation a d'autant plus de valeur que les symptômes de la crise hystérique sont beaucoup plus faciles à observer et à décrire que les caractères de l'extase si parfaitement analysés par la Réformatrice du Carmel.

Enfin Ste Térèse n'a jamais présenté l'état mental propre à l'hystérie. L'hystérie est une névrose qui frappe à la fois le physique et le moral du patient ; elle s'accompagne d'un état psychique particulier que tous les auteurs signalent et décrivent avec force détails ; et cet état est si constant qu'il entre dans la définition même de l'hystérie.

Ste Térèse n'a jamais présenté cet état mental. C'est un fait reconnu par les auteurs mêmes qui défendent la thèse de l'hystérie.

Ste Térèse, dit l'un d'eux, « se distingue complètement » du type ordinaire des hystériques par la trempe vigou- » reuse de son esprit, et l'énergie patiente de sa volonté, » etc. [1] ». Elle « diffère beaucoup, écrit un autre, des fem- » mes qui ont souffert de cette maladie par ses qualités » intellectuelles et morales [2] ».

La maladie de Ste Térèse ne saurait donc pas recevoir le nom d'hystérie. Mais, au lieu de tirer cette conclusion logique et de se demander si quelque autre entité morbide n'expliquerait pas, mieux que l'hystérie, les symptômes accusés par l'illustre Réformatrice du Carmel, le premier de ces auteurs préfère changer la signification habituelle du mot hystérie.

Il observe avec raison que « dans l'acception commune le » mot hystérie embrasse à la fois les phénomènes organi- » ques et les phénomènes intellectuels ». Puis pour justifier son diagnostic, il divise arbitrairement ces deux ordres de phénomènes et dit : « Térèse souffrait d'une hystérie » organique; elle n'était nullement atteinte d'hystérie intel- » lectuelle [3] ».

1. *Revue des questions scient.*, XIII, p. 553.
2. Dr Péralès. — Cf. R. P. Grégoire de Saint-Joseph, *La prétendue hystérie de Ste Térèse*, Lyon, 1895.
3. *Revue des questions scientifiques*, XIV, p. 82.

Pour expliquer cette même absence de l'état mental essentiel à l'hystérie, le second auteur, plus familier avec le diagnostic clinique, ne pense pas à nier l'unité de la névrose et à dissocier ses caractères. Il s'appuie, au contraire, sur la loi de leur unité pour conclure au miracle. « Est-ce, dit-il, » qu'elle dut cela — l'absence de l'état mental hystérique » — à l'influence surnaturelle des secours divins que le » dispensateur souverain de toute vertu et de toute force » lui a accordés ? J'affirme et je soutiens que oui ». L'absence, chez Ste Térèse, de l'état mental propre à l'hystérie proviendrait « d'un miracle continuel opéré par la grâce di- » vine, qui a voulu manifester son pouvoir[1] ».

Mais quelle valeur scientifique peut avoir un diagnostic médical qui ne se justifie qu'en modifiant le sens ordinaire des mots ou qu'en ayant recours à l'hypothèse d'un miracle continuel ?

Il suffit d'ailleurs, pour dissiper toute difficulté, de conduire la démonstration selon les règles de la méthode expérimentale ; et la première de ces règles, c'est de tenir compte de tous les caractères et de toutes les circonstances du fait observé.

Il est un caractère complètement laissé dans l'ombre par les défenseurs de la thèse de l'hystérie. Ce caractère, c'est que Ste Térèse fut toute sa vie sujette aux accès de la fièvre intermittente. Or l'intoxication paludéenne, dont cette fièvre est l'une des manifestations, rend compte, sans recourir au miracle et sans modifier la terminologie médicale, de tous les symptômes que signale Ste Térèse dans l'histoire de sa vie.

L'absence de l'état mental hystérique, absence qu'il est impossible d'expliquer dans l'hypothèse de l'hystérie, ne fait alors que confirmer la justesse du diagnostic.

Ste Térèse habitait un pays à fièvres paludéennes ; et l'un des premiers médecins qui aient décrit les formes pernicieuses de la fièvre intermittente, Louis Mercado[2], méde-

1. Cf. R. P. Grégoire de S.-Joseph, *loc. cit.*
2. Mercatus, *De febrium essentia, differentia, curatione*, Valladolid, 1586.

cin du roi d'Espagne Philippe III, observait à l'époque et dans la province même où vivait l'illustre Réformatrice du Carmel.

Nous avons d'ailleurs à cet égard le témoignage même de la Sainte. Elle signale à maintes reprises, dans ses Lettres, diverses personnes de sa connaissance qui souffraient de la fièvre intermittente [1].

Enfin divers passages de ses Œuvres et plusieurs de ses Lettres apprennent qu'elle fut elle-même atteinte de cette fièvre. « Que n'ai-je aujourd'hui le loisir de m'entretenir » aussi longtemps avec vous ! mais j'ai beaucoup de let- » tres à écrire, et puis je commence à sentir un petit frisson » de fièvre quarte. J'avais échappé à deux accès ou du » moins échappé à moitié [2]. »

Les lettres écrites pendant les vingt dernières années de sa vie, contiennent plusieurs passages identiques. Les accès de fièvre intermittente présentèrent presque toujours le type quarte [3].

Pendant les vingt-cinq ans qu'elle habita le monastère de l'Incarnation, à Avila, avant d'entreprendre la Réforme du Carmel, Ste Térèse eut aussi de fréquentes fièvres [4].

La maladie qu'elle eut dans sa jeunesse, peu de temps après avoir fait profession, était également une fièvre intermittente. C'était une violente fièvre double quarte [5] avec accidents pernicieux.

Au cours de cette maladie, Ste Térèse tomba rapidement dans un état de cachexie profonde. La cachexie, suite fréquente de l'impaludisme ou intoxication paludéenne, ne s'observe pas dans l'hystérie. Malgré la fréquence et l'intensité des attaques, malgré l'insuffisance de l'alimentation, souvent même malgré des vomissements réitérés, l'hysté-

1. Cf. *Lettres de Ste Térèse*, trad. du R. P. Bouix, 3e édit., Paris, 1882, t. I, p. 173 ; t. II, pp. 112, 128, 133, 153, 190, 210, 262, 264, 275, 282 ; t. III, pp. 79, 88, 182, 212, 225, 378, 432.

2. *Lettres*, t. I, p. 202.

3. Cf. *Lettres*, t. I, pp. 102, 108, 110, 136, 164, 174, 194, 202, 251. Cf. aussi *Livre des fondations*, ch. XXI.

4. Vie, ch. VII.

5. Vie, ch. VI.

rique présente une remarquable conservation de l'embonpoint, et cela pendant des années. Ste Thérèse, au contraire, quelques mois seulement après le début de sa maladie, était réduite à un état de cachexie tel que les médecins d'Avila déclarèrent qu'elle se mourait du mal hectique [1]; et ce mal est l'une des terminaisons habituelles de la cachexie paludéenne.

La fièvre n'accompagne jamais ni les syncopes ni les douleurs ni les convulsions de l'hystérie. Or Ste Térèse, en même temps qu'elle signale ses douleurs de cœur, ses défaillances et ses contractions de nerfs, dit que la « fièvre ne la quittait pas » [2].

Les accès pernicieux de l'intoxication paludéenne ne revêtirent pas seulement les formes convulsive, cardialgique et syncopale ; ils se présentèrent encore sous une forme beaucoup plus grave.

Dans la nuit du 14 au 15 août 1536, il « se déclara une » crise si terrible que, pendant près de quatre jours, je res- » tai, dit Ste Térèse, privée de tout sentiment. On me don- » na, dans cet état, l'extrême-onction. A toute heure, ou » plutôt à tout moment, on croyait que j'allais expirer, et » l'on ne faisait que me dire le *Credo*, comme si j'eusse été » capable d'entendre quelque chose. Plus d'une fois même » on ne douta plus que je n'eusse exhalé mon dernier » soupir »[3].

La fosse qui devait recevoir son corps était déjà ouverte depuis un jour et demi ; et ce fut le père de Ste Térèse qui, au témoignage de Ribera [4], s'opposa à l'inhumation de sa fille, affirmant qu'il percevait toujours les pulsations du pouls.

« De ces quatre jours d'effroyable crise, ajoute la Sainte, » il me resta des tourments qui ne peuvent être connus » que de Dieu. Ma langue était en lambeaux à force de l'a-

1. Vie, ch. V.
2. Vie, ch. III et V.
3. Vie, ch. V.
4. Ribera, *Vie de Ste Térèse*, trad. du R. P. Bouix, 2e édit., Paris, 1884, liv. I, t. I, p. 33.

» voir mordue. N'ayant rien pris dans cet intervalle, faible » d'ailleurs à ne pouvoir presque respirer, j'avais le gosier » si sec qu'il se refusait à laisser passer même une goutte » d'eau[1] ».

Elle présentait en outre, au sortir de cet accès, une contracture généralisée des quatre membres, de telle sorte qu'elle était ramassée en peloton et incapable de faire aucun mouvement [2].

Toute tentative d'extension des membres était extrêmement douloureuse ; et ces douleurs persistèrent jusqu'au dimanche des Rameaux 1537. « Grande fut ma joie, dit » Ste Térèse, quand je me vis délivrée de douleurs si ai» guës et si continuelles. Par intervalles, j'en éprouvais » néanmoins encore d'insupportables : c'était quand une » fièvre double quarte très violente, qui m'était restée, fai» sait sentir ses frissons [3]. »

Cette crise, qui fut unique dans la vie de la Sainte, rappelle trait pour trait la forme comateuse de la fièvre intermittente, telle qu'elle s'observe encore à notre époque. Tous les détails donnés par l'illustre Réformatrice du Carmel, depuis les morsures de la langue jusqu'à la gène de la déglutition et à la contracture, se trouvent mentionnés dans les observations contemporaines.

Les morsures de la langue, occasionnées par les mouvements convulsifs de la mâchoire, se rencontrent, alors même qu'il n'y a pas eu, pendant l'accès, de convulsions généralisées des membres ; et l'on signale comme un « fait » bien remarquable, la difficulté de la déglutition, même » lorsque le coma est à peu près entièrement dissipé »[4], difficulté que signale aussi Ste Térèse à la fin de sa crise. Le professeur Colin rapporte une observation où, comme chez Ste Térèse, il y eut coma, morsures de la langue et contracture consécutive. « Les membres inférieurs étaient fléchis contre le bassin et ne pouvaient plus être étendus [5] ».

1. Vie, ch. VI.
2. Vie, ch. VI.
3. Vie, ch. VI.
4. Maillot, *Fièvres intermittentes*, p. 30.
5. Colin, *Fièvres intermittentes*, p. 246.

L'absence de l'état mental propre à l'hystérie, la coexistence d'une fièvre double quarte, la rapidité avec laquelle se montra la cachexie, enfin l'évolution même des accidents observés, autant de caractères qui ne permettent pas d'attribuer à l'hystérie les troubles nerveux dont parle Ste Térèse. Seule, la fièvre intermittente ou intoxication paludéenne les explique parfaitement, sans qu'il soit besoin de modifier la terminologie médicale ni de recourir au miracle.

Ste Térèse ne fut jamais atteinte d'hystérie. C'est une conclusion scientifiquement incontestable.

2. — *L'extase de Ste Térèse n'appartient pas à la classe des phénomènes morbides.*

L'extase hystérique ne présente dans ses caractères rien de pathognomonique. C'est une notion de pathologie incontestable et d'ailleurs incontestée.

Ainsi, par exemple, le professeur Charcot enseigne que « la physionomie extérieure de l'extase ne suffit pas à la » caractériser », et que « l'extase hystérique ne possède » guère par elle-même des caractères spéciaux qui permet- » tent de la distinguer des autres variétés d'extase [1] ».

« Les signes diagnostiques, ajoute-t-il, qui permettent » de reconnaître la nature hystérique de l'extase se ren- » contrent plutôt dans les phénomènes qui la précèdent ou » qui la suivent, et dans les symptômes variés que pré- » sente le sujet dans l'intervalle des crises. »

Ste Térèse n'a jamais eu d'attaques d'hystérie ; elle n'a jamais présenté les stigmates propres à cette névrose ; elle n'en a jamais eu l'état mental caractéristique. Ces symptômes négatifs suffisent déjà pour ôter toute valeur scientifique à l'hypothèse de la nature hystérique de ses extases.

Mais, indépendamment de leurs rapports et considérées en elles-mêmes, les extases de Ste Térèse diffèrent essentiellement des extases de l'hystérie.

L'extase hystérique se caractérise simplement par une vision religieuse quelconque imprimant au corps une atti-

1. *Démoniaques dans l'art*, p. 107.

tude et à la physionomie une expression spéciales. Elle n'a pas les deux périodes décrites par Ste Térèse ; elle n'est pas suivie du « changement d'âme » si caractéristique.

L'extase de Ste Térèse diffère autant de l'extase hystérique que l'état de santé diffère de l'état de maladie. Quelle que soit la cause des extases de l'illustre Réformatrice du Carmel, leur description suffit, à elle seule, pour les distinguer nettement de l'extase hystérique.

Ce sont deux états absolument distincts et irréductibles l'un à l'autre. Pour les identifier, il faut mutiler arbitrairement le récit de Ste Térèse et oublier que la vraie science ne conclut jamais de la ressemblance d'une partie à la ressemblance du tout.

Mais, il y a plus encore. Si l'extase de Ste Térèse constitue un état exceptionnel, rare. extraordinaire, cet état ne saurait cependant à aucun titre recevoir la qualification de morbide. Les adjectifs exceptionnel, rare, extraordinaire, s'appliquent aux manifestations de la santé aussi bien qu'aux manifestations de la maladie ; et la notion qu'ils expriment, n'a aucune importance pour le diagnostic différentiel de ces deux états.

Ce qui distingue surtout la maladie, c'est la subordination de tous ses caractères à un seul et même but : la destruction ou tout au moins l'amoindrissement de la vie. Cette tendance nuisible ne s'observe pas dans l'état que Ste Térèse appelle extase.

Elle sort de ses extases plus forte et plus vigoureuse au physique comme au moral, « pleine de santé et admirable» ment disposée pour l'action[1] ». Elle a ses extases uniquement pendant la période de sa vie la plus extraordinairement active. C'est à cette même époque qu'elle exerce sur ses contemporains une remarquable influence, fondant ou réformant de nombreux monastères et imposant une règle de vie que nombre d'hommes et de femmes suivent encore aujourd'hui, trois siècles après sa mort.

Force est donc de reconnaître, non seulement que les

1. Vie, ch. XX.

extases de Ste Térèse ne sont pas de nature hystérique, mais encore qu'elles n'appartiennent même pas à la classe des phénomènes morbides.

3.— *L'extase de Ste Térèse est un état surnaturel.*

Deux faits caractérisent les extases de Ste Térèse :

1° L'intuition de la présence de Dieu, intuition accompagnée d'un bonheur ineffable, d'un ardent amour pour Dieu et de révélations ;

2° Le « changement d'âme », la modification à la fois rapide et durable imprimée par l'extase à toute la conduite de la vie.

L'intuition de la présence de Dieu est un phénomène supranaturel. La raison ne peut avoir d'une cause, quelle qu'elle soit, qu'une connaissance purement abstraite ; et elle ne connaît Dieu que comme le Créateur unique et la Cause première de toutes choses. L'homme ne peut donc connaître la présence de Dieu qu'indirectement et par l'intermédiaire des créatures.

Ste Térèse, au contraire, pendant l'extase, connaît directement la présence de Dieu. « Durant cette oraison, dit- » elle, je trouvais Dieu si présent à mon âme, la vue que » j'avais de sa présence était si claire, qu'il m'était impos- » sible d'en douter[1]. »

Cette intuition de la présence divine constitue donc un acte supranaturel de connaissance ; elle implique l'intervention, au cours de l'extase, d'un agent extranaturel : Dieu.

Mais cet acte ne peut être connu de l'observateur que par le témoignage de la Réformatrice du Carmel. Il en est tout autrement du « changement d'âme », que les œuvres de la Sainte manifestent aux yeux de tous ; et c'est ce fait qui sert principalement à démontrer le caractère surnaturel des extases de Ste Térèse.

Ce qui lui donne une si grande valeur, c'est moins le « changement d'âme » en lui-même que sa rapidité, sa spontanéité et sa persistance.

1. Vie, ch. XVIII.

Sans aucun effort de sa part, avant même d'avoir eu le temps d'en faire, Ste Térèse se trouve absolument détachée de toutes les choses de la terre [1].

Le temps et l'effort, ces deux conditions indispensables de toute opération humaine, font ici défaut ; et cependant il y a transformation complète et durable. Qu'est-ce à dire ? Que cette transformation ne s'est pas opérée naturellement. Le « changement d'âme » est un phénomène préternaturel ; il implique l'intervention, au cours de l'extase, d'un agent suprahumain.

Enfin la nature même du « changement d'âme », l'ardent amour de Dieu, le zèle pour sa gloire et pour le triomphe de l'Eglise qui le constituent, conduisent logiquement à considérer cet agent comme étant Dieu lui-même.

L'état que Ste Térèse appelle extase, est un état surnaturel : il reconnaît immédiatement et directement Dieu à la fois pour principe et pour fin.

Ce serait une erreur cependant de prétendre expliquer, par l'intervention directe de Dieu, tous les phénomènes qui caractérisent cet état.

L'illumination de l'intelligence (révélations et intuition de la présence divine) et l'ardent amour de Dieu manifestent cette intervention et en relèvent directement, comme l'observe fort bien Ste Térèse elle-même. « Ce que j'ai re- » marqué en cette sorte de ravissement, c'est que l'âme n'a » jamais plus de lumières qu'alors pour comprendre les » choses de Dieu. Si l'on me demande comment il peut se » faire que, toutes nos puissances et tous nos sens étant » tellement suspendus qu'ils sont comme morts, nous en- » tendions et nous comprenions quelque chose, je réponds » que c'est un secret que nulle créature peut-être n'entend [2]. »

L'amour de Dieu précède, accompagne et suit l'intuition de la présence divine et l'illumination de l'intelligence. Il constitue le phénomène initial de l'extase. « C'est dans les » ardeurs de l'amour céleste qu'a lieu ce mouvement inté- » rieur qu'on appelle élévation ou vol de l'esprit [3]. »

1. Cf. Vie, ch. XXI et XXXIX.
2. *Château intérieur*, VIe demeure, ch. IV.
3. Vie, ch. XVIII.

Dieu agit directement sur les facultés purement spirituelles — l'intelligence et la volonté — pour leur faire produire des actes supranaturels de connaissance et d'amour. Mais ces actes deviennent à leur tour cause immédiate et directe de tous les autres caractères de l'extase, à l'exception de la lévitation ou enlèvement réel du corps au-dessus du sol.

« La volonté reste profondément abîmée en Dieu. En vain » par l'agitation de leur activité naturelle, la mémoire et » l'entendement veulent-ils troubler sa paix, elle les domine » en souveraine et agit seule sur le corps. Pour n'être pas » troublée par les sens, elle les suspend à son gré, parce » que telle est la volonté du Seigneur [1] ». — Tous les sens » sont tellement occupés par la jouissance que nul d'entre » eux ne peut, ni à l'intérieur ni à l'extérieur, s'occuper » d'autre chose [2]. »

« Quand on a vu la vérité à cette divine lumière de l'ex- » tase, on ne craint plus de perdre ni la vie ni l'honneur » pour l'amour de Dieu [3]. » — « Je sentais qu'il me se- » rait impossible, quand même je le voudrais, de faire le » moindre cas de ces biens périssables, à moins que Dieu » n'effaçât de mon esprit le souvenir des biens célestes [4]. »

Ainsi donc Dieu ne renverse pas les lois de la nature humaine et ne détruit pas les relations mutuelles des facultés pour produire l'extase.

L'extase divine n'implique pas un manque d'harmonie entre les diverses facultés de l'âme ; elle ne suppose pas la paralysie des unes et la suractivité des autres. L'extase exprime et manifeste, au contraire, la synergie, l'union dans l'action de toutes les puissances, organiques et intellectuelles, de Ste Térèse. Toutes se concentrent sur un seul et même objet : la présence de Dieu.

1. Vie, ch. XX.
2. Vie, ch. XVIII.
3. Vie, ch. XXI.
4. Vie, ch. XXXVIII.

Imp. G. Saint-Aubin et Thevenot. — J. Thevenot, Successeur, Saint-Dizier (Hte-Marne).

www.ingramcontent.com/pod-product-compliance
Ingram Content Group UK Ltd.
Pitfield, Milton Keynes, MK11 3LW, UK
UKHW021036260726
13994UKWH00005B/2176